Surbhi Priyadarshi

A mente e a cavidade oral: Explorando a Intersecção da Psicologia Dentária

Surbhi Priyadarshi

A mente e a cavidade oral: Explorando a Intersecção da Psicologia Dentária

ScienciaScripts

Índice

SOBRE O AUTOR

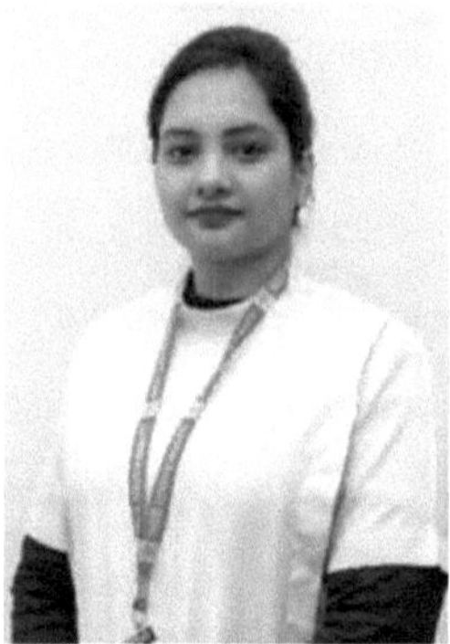

A Dra. Surbhi Priyadarshi é Professora Assistente no Departamento de Medicina Dentária de Saúde Pública da Universidade SGT. Reconhecida pela sua dedicação e paixão, traz para o seu cargo uma vasta experiência. O seu empenho em fazer avançar o campo é evidente através da sua investigação ativa e de numerosas publicações. Os métodos de ensino inovadores da Dra. Priyadarshi e a sua dedicação à educação fazem dela uma mais-valia inestimável tanto para os seus alunos como para a comunidade académica em geral.

PREFÁCIO

Capítulo 1: Introdução à Psicologia Dentária

Definição e âmbito de aplicação

A psicologia dentária é uma área especializada que se centra nos aspectos psicológicos dos cuidados dentários. Engloba o estudo dos comportamentos, emoções e processos mentais dos pacientes relacionados com a saúde oral e os tratamentos dentários. Compreender a psicologia dentária é essencial para fornecer cuidados abrangentes que abordem as necessidades físicas e psicológicas dos pacientes.

Antecedentes históricos

O conceito de psicologia dentária surgiu quando os profissionais reconheceram o impacto significativo dos factores psicológicos na saúde dentária e no comportamento dos pacientes. Os primeiros pioneiros neste domínio procuraram integrar princípios psicológicos na prática dentária para melhorar as experiências e os resultados dos pacientes.

Importância na medicina dentária

A integração de princípios psicológicos na prática dentária melhora os cuidados prestados aos doentes, ao abordar os medos e as ansiedades que frequentemente acompanham as consultas dentárias. Esta abordagem holística conduz a uma melhor adesão do paciente, melhores resultados do tratamento e satisfação geral.

Capítulo 2: A experiência psicológica dos pacientes dentários

Medos e ansiedades comuns

O medo da dor, a perda de controlo e as experiências passadas negativas são fontes comuns de ansiedade nos doentes dentários. Compreender estes medos é crucial para desenvolver estratégias eficazes para aliviar a ansiedade e aumentar o conforto do paciente.

Compreender a fobia dentária

A fobia dentária é um medo extremo dos procedimentos dentários que pode levar a evitar os cuidados dentários, resultando numa saúde oral deficiente. A identificação das causas profundas da fobia dentária e a aplicação de intervenções adequadas podem ajudar os doentes a ultrapassar os seus medos.

Dados demográficos e perfis psicológicos dos doentes

Os diferentes dados demográficos dos doentes, como a idade, o género e os antecedentes culturais, podem influenciar as respostas psicológicas aos cuidados dentários. É essencial adaptar as abordagens para satisfazer as necessidades únicas de diversas populações de doentes para um tratamento eficaz.

Capítulo 3: A relação dentista-paciente

Construir confiança e relações de confiança

Estabelecer a confiança e a relação com os pacientes é fundamental para o sucesso dos cuidados dentários. A comunicação eficaz, a empatia e uma abordagem centrada no paciente promovem uma relação positiva entre o dentista e o paciente.

Estratégias de comunicação

A comunicação clara e compassiva é fundamental para aliviar os receios dos doentes e garantir a compreensão dos procedimentos. Técnicas como a escuta ativa, perguntas abertas e comunicação não-verbal desempenham papéis cruciais.

Gerir as expectativas dos doentes

Definir expectativas realistas para os tratamentos dentários ajuda a gerir a ansiedade e a insatisfação dos pacientes. Fornecer explicações completas e abordar as preocupações de forma proactiva contribui para experiências positivas dos pacientes.

Capítulo 4: Abordagens psicológicas ao tratamento da dor

A psicologia da perceção da dor

A perceção da dor é influenciada por factores psicológicos como a ansiedade, o medo e as experiências passadas. A compreensão destas influências permite aos dentistas adotar estratégias que minimizem a dor e o desconforto.

Técnicas não-farmacológicas de tratamento da dor

Técnicas como a distração, o relaxamento e as intervenções cognitivo-comportamentais podem gerir eficazmente a dor sem depender apenas de métodos farmacológicos.

O papel da Terapia Cognitivo-Comportamental (TCC)

A TCC é uma ferramenta valiosa na psicologia dentária, que ajuda os pacientes a reformular os pensamentos negativos e a desenvolver mecanismos de sobrevivência para lidar com a dor e a ansiedade.

Capítulo 5: Intervenções comportamentais em medicina dentária

Técnicas para reduzir a ansiedade dentária

Várias técnicas comportamentais, incluindo a dessensibilização, a exposição sistemática e o treino de relaxamento, podem ajudar a reduzir a ansiedade dentária e a melhorar a cooperação do doente.

Utilização de técnicas de hipnose e de relaxamento

A hipnose e as técnicas de relaxamento guiadas podem induzir um estado de calma, tornando os procedimentos dentários mais toleráveis para os pacientes ansiosos.

Estratégias de modificação do comportamento

A implementação de estratégias de modificação do comportamento, como o reforço positivo e a exposição gradual, pode aumentar a adesão do doente e reduzir a ansiedade.

Capítulo 6: Populações especiais em psicologia dentária

Crianças e adolescentes

São necessárias considerações especiais no tratamento de doentes pediátricos, incluindo técnicas de comunicação e de gestão do comportamento adequadas à idade.

Pacientes geriátricos

Os adultos mais velhos podem ter necessidades psicológicas e físicas únicas que exigem abordagens adaptadas aos cuidados dentários.

Pacientes com necessidades especiais

Prestar cuidados dentários a pacientes com deficiências físicas, cognitivas ou emocionais implica compreender os seus desafios específicos e adaptar os tratamentos em conformidade.

Capítulo 7: O impacto da saúde dentária na saúde mental

A interligação entre a saúde oral e o bem-estar geral**

Uma saúde oral deficiente pode afetar negativamente a saúde mental, conduzindo a problemas como a baixa autoestima, a ansiedade social e a depressão. Abordar estas ligações é essencial para os cuidados holísticos dos doentes.

Consequências psicológicas das doenças dentárias

Condições como a perda de dentes, doenças das gengivas e cancro oral podem ter impactos psicológicos profundos. A prestação de apoio e aconselhamento ajuda os doentes a lidar com estes desafios.

Estratégias para cuidados holísticos dos doentes

A integração do apoio à saúde mental nos planos de cuidados dentários garante um tratamento abrangente que aborda os aspectos físicos e psicológicos da saúde oral.

Capítulo 8: Considerações éticas e legais em psicologia dentária

Confidencialidade e direitos do paciente

A manutenção da confidencialidade do paciente e o respeito pelos seus direitos são princípios éticos fundamentais na psicologia dentária.

Tratamento ético de pacientes ansiosos

As considerações éticas incluem a prestação de cuidados adequados a doentes ansiosos sem causar sofrimento ou danos adicionais.

Questões legais em intervenções comportamentais

Compreender as implicações legais de várias intervenções psicológicas garante que os dentistas prestam cuidados seguros e conformes.

Capítulo 9: Direcções futuras da psicologia dentária

Avanços na investigação

A investigação em curso continua a revelar novos conhecimentos sobre os aspectos psicológicos dos cuidados dentários, conduzindo a melhores resultados para os pacientes.

Tendências emergentes nos cuidados aos doentes

Tendências como os cuidados personalizados, as tecnologias digitais de saúde e as abordagens interdisciplinares estão a moldar o futuro da psicologia dentária.

O papel da tecnologia

As tecnologias inovadoras, incluindo a realidade virtual e a tele-saúde, oferecem novas oportunidades para melhorar as experiências dos pacientes e gerir a ansiedade dentária.

Capítulo 10: Conclusão

Resumo dos pontos principais

Uma recapitulação dos principais temas e ideias discutidos ao longo do livro, destacando a importância da integração dos princípios psicológicos na prática dentária.

O futuro da psicologia dentária

Uma exploração dos potenciais desenvolvimentos e avanços no domínio, salientando a necessidade permanente de investigação e inovação.

Recursos para leitura adicional

Uma lista selecionada de livros, artigos e recursos online para leitores interessados em aprofundar a psicologia dentária.

Este livro tem como objetivo fornecer uma visão geral abrangente da intersecção entre a psicologia e a medicina dentária, oferecendo conhecimentos valiosos e estratégias práticas para melhorar os cuidados ao paciente através de uma abordagem holística.

Capítulo 1: Introdução à Psicologia Dentária

Definição e âmbito de aplicação

Definição

A psicologia dentária é um campo especializado dentro da psicologia e da medicina dentária que se centra na compreensão dos aspectos psicológicos dos cuidados e tratamentos dentários. Envolve o estudo dos comportamentos, emoções e processos mentais dos pacientes relacionados com a saúde oral, consultas e procedimentos dentários. A psicologia dentária tem como objetivo melhorar as experiências dos pacientes, reduzir a ansiedade dentária e melhorar a saúde dentária em geral através da aplicação de princípios e técnicas psicológicas.

Âmbito de aplicação

O âmbito da psicologia dentária é vasto, abrangendo vários aspectos dos cuidados ao paciente, incluindo:

- Avaliação do paciente: Avaliação de factores psicológicos que podem influenciar o tratamento dentário, tais como ansiedade, fobia e experiências traumáticas passadas.

- Intervenções comportamentais: Desenvolver e implementar estratégias para gerir a ansiedade dentária e melhorar a cooperação do paciente durante os procedimentos dentários.

- Comunicação: Melhorar a comunicação entre o dentista e o paciente para criar confiança, aliviar os receios e garantir que os pacientes compreendem totalmente os seus tratamentos.

- Controlo da dor: Utilização de técnicas psicológicas para ajudar os pacientes a gerir a dor e o desconforto durante e após os procedimentos dentários.

- Populações especiais: Abordar as necessidades psicológicas únicas de diferentes grupos de pacientes, incluindo crianças, idosos e pacientes com necessidades especiais.

- Cuidados holísticos: Integrar o apoio à saúde mental nos planos de cuidados dentários para abordar a interligação entre a saúde oral e o bem-estar geral.

Antecedentes históricos

O campo da psicologia dentária tem evoluído significativamente ao longo do tempo, impulsionado pelo reconhecimento de que os factores psicológicos desempenham um papel crucial na saúde dentária e no comportamento dos doentes. Compreender o desenvolvimento histórico da psicologia dentária ajuda a contextualizar as suas práticas e importância actuais.

Reconhecimento precoce dos factores psicológicos

Nos primeiros tempos da medicina dentária, a atenção centrava-se principalmente nos aspectos mecânicos e técnicos dos cuidados dentários. No entanto, os profissionais depressa se aperceberam que o medo e a ansiedade dos pacientes podiam afetar significativamente a sua vontade de procurar tratamento e a sua experiência geral. Este reconhecimento lançou as bases para a integração de princípios psicológicos na prática dentária.

O surgimento da odontologia comportamental

Em meados do século XX, o conceito de medicina dentária comportamental começou a tomar forma. Os investigadores e os profissionais começaram a explorar a forma como as técnicas comportamentais e psicológicas podiam ser aplicadas para melhorar os cuidados dentários. Este período assistiu ao desenvolvimento de várias estratégias para gerir a ansiedade dentária, como a dessensibilização sistemática e as técnicas de relaxamento.

Integração com abordagens cognitivo-comportamentais

À medida que a terapia cognitivo-comportamental (TCC) ganhou proeminência no campo mais vasto da psicologia, a sua aplicação na medicina dentária também cresceu. Os dentistas começaram a utilizar as técnicas da TCC para ajudar os pacientes a reformular os pensamentos negativos sobre os procedimentos dentários, a gerir a ansiedade e a desenvolver mecanismos de controlo. Esta integração marcou um avanço significativo no campo da psicologia dentária.

Avanços modernos e investigação

Nas últimas décadas, a psicologia dentária tem continuado a evoluir, com a investigação em curso a revelar novos conhecimentos sobre os aspectos psicológicos dos cuidados dentários. Os avanços na tecnologia, como a realidade virtual e a telessaúde, abriram novas possibilidades para gerir a ansiedade dentária e melhorar as experiências dos pacientes. Atualmente, a psicologia dentária é reconhecida como uma componente essencial dos cuidados dentários abrangentes.

Importância na medicina dentária

A integração dos princípios psicológicos na medicina dentária é crucial por várias razões:

Melhorar a experiência dos doentes

Compreender e abordar as necessidades psicológicas dos pacientes pode melhorar significativamente as suas experiências durante as consultas dentárias. Os pacientes que se sentem compreendidos e apoiados têm mais probabilidades de comparecer a check-ups regulares, seguir as recomendações de tratamento e manter uma boa saúde oral.

Reduzir a ansiedade e a fobia dentárias

A ansiedade e a fobia dentária são problemas comuns que impedem muitas pessoas de procurar os cuidados dentários necessários. Ao utilizar técnicas psicológicas para gerir a ansiedade, os dentistas podem ajudar os pacientes a ultrapassar os seus medos e a receber o tratamento de que necessitam sem stress ou desconforto excessivos.

Melhorar os resultados do tratamento

Os pacientes que se sentem relaxados e cooperantes durante os procedimentos dentários têm mais probabilidades de obter resultados positivos no tratamento. Uma comunicação eficaz e intervenções comportamentais podem aumentar a adesão do paciente, reduzir as complicações do procedimento e contribuir para o sucesso global do tratamento.

Abordar o doente no seu todo

A psicologia dentária promove uma abordagem holística aos cuidados do paciente, reconhecendo a interligação entre a saúde oral e o bem-estar mental. Ao abordar os factores psicológicos, os dentistas podem prestar cuidados mais abrangentes e eficazes, melhorando, em última análise, a qualidade de vida geral dos pacientes.

Apoio a populações especiais

Certos grupos de pacientes, tais como crianças, idosos e pacientes com necessidades especiais, requerem abordagens adaptadas aos cuidados dentários. A psicologia dentária fornece as ferramentas e técnicas necessárias para abordar os desafios psicológicos únicos que estas populações podem enfrentar, garantindo que recebem cuidados adequados e compassivos.

Promoção dos cuidados preventivos

As intervenções psicológicas podem motivar os pacientes a adotar melhores práticas de higiene oral e a manter visitas regulares ao dentista. Ao promover atitudes positivas em relação aos cuidados dentários, a psicologia dentária contribui para a prevenção de problemas de saúde oral e para a promoção da saúde dentária a longo prazo.

Em conclusão, a psicologia dentária é um campo vital que melhora a prática da medicina dentária através da integração de princípios psicológicos para abordar os aspectos emocionais e mentais dos cuidados ao doente. O seu desenvolvimento histórico e os avanços contínuos sublinham a sua importância na melhoria das experiências dos doentes, na redução da ansiedade e na promoção de uma saúde dentária holística. À medida que o campo continua a evoluir, a psicologia dentária continuará a ser uma pedra angular dos cuidados dentários abrangentes e compassivos.

Capítulo 2: A experiência psicológica dos pacientes dentários

Medos e ansiedades comuns

Medo da dor

Um dos medos mais comuns entre os pacientes dentários é o medo da dor. Este medo pode ter origem em experiências passadas com procedimentos dolorosos ou em histórias ouvidas de outras pessoas. A antecipação da dor aumenta frequentemente a ansiedade, tornando mesmo as consultas dentárias de rotina stressantes para alguns pacientes.

Medo do desconhecido

Os pacientes sentem-se frequentemente ansiosos em relação aos procedimentos dentários porque não têm a certeza do que irá acontecer. O ambiente, os instrumentos e os procedimentos que não lhes são familiares podem evocar o medo do desconhecido. Uma comunicação clara e o fornecimento de explicações pormenorizadas sobre o processo podem ajudar a aliviar este medo.

Medo da perda de controlo

Estar na cadeira de dentista pode fazer com que os doentes se sintam vulneráveis e impotentes, uma vez que têm pouco controlo sobre a situação. Esta perda de controlo pode ser particularmente angustiante para indivíduos com perturbações de ansiedade. Os dentistas podem ajudar permitindo que os pacientes façam pausas, utilizem sinais manuais para comunicar o desconforto e mantenham uma linha de comunicação aberta durante todo o procedimento.

Medo do embaraço

Muitos pacientes têm consciência do estado dos seus dentes e preocupam-se com o facto de serem julgados pelo seu dentista. Este medo de embaraço pode dissuadir os indivíduos de procurar os cuidados dentários necessários. Criar um ambiente sem julgamentos e de apoio é crucial para ajudar os pacientes a sentirem-se confortáveis e aceites.

Experiências traumáticas passadas

Experiências negativas anteriores no dentista, tais como um procedimento particularmente doloroso ou uma interação negativa com o pessoal dentário, podem levar a uma ansiedade dentária duradoura. Estas memórias traumáticas podem desencadear fortes reacções emocionais durante as visitas subsequentes ao dentista.

Compreender a fobia dentária

Definição e sintomas

A fobia dentária é um medo intenso e irracional de consultas e procedimentos dentários. Ao contrário da ansiedade dentária geral, que muitas pessoas sentem até certo ponto, a fobia dentária é suficientemente grave para fazer com que os indivíduos evitem completamente os cuidados dentários. Os sintomas da fobia dentária incluem:

- Ataques de pânico ou ansiedade extrema com a ideia de uma visita ao dentista

- Dificuldade em dormir na noite anterior a uma consulta dentária

- Sintomas físicos como suores, batimentos cardíacos acelerados ou náuseas no consultório dentário

- Chorar ou sentir-se mal fisicamente ao ver os instrumentos dentários ou a cadeira dentária

Causas da fobia dentária

A fobia dentária pode desenvolver-se por várias razões, incluindo:

- Experiências traumáticas anteriores: Como mencionado anteriormente, experiências passadas negativas no dentista podem levar à fobia dentária.

- Transtornos de ansiedade generalizada: Os indivíduos com perturbações de ansiedade generalizada ou outras condições de saúde mental podem ser mais propensos a desenvolver fobia dentária.

- Medo da dor: Um medo intenso da dor, mesmo que infundado, pode contribuir para a fobia dentária.

- Sentimento de impotência: Sentir-se desamparado e fora de controlo durante os procedimentos dentários pode exacerbar as reacções fóbicas.

- Aprendizagem vicariante: Ouvir falar ou testemunhar experiências dentárias negativas de outras pessoas também pode contribuir para o desenvolvimento da fobia dentária.

Impacto na saúde oral

A fobia dentária pode ter consequências graves para a saúde oral. Os indivíduos com fobia dentária evitam frequentemente as visitas ao dentista, o que leva a uma higiene oral negligenciada e a problemas dentários não tratados. Isto pode resultar em problemas dentários graves, como cáries, doenças gengivais e até mesmo perda de dentes. Além disso, uma saúde oral deficiente pode afetar negativamente a saúde geral e a qualidade de vida.

Abordagens de tratamento

O tratamento da fobia dentária requer uma abordagem multifacetada:

- Terapia Cognitivo-Comportamental (TCC): A TCC pode ajudar os pacientes a reformular os pensamentos negativos sobre as visitas ao dentista e a desenvolver estratégias para lidar com a ansiedade.

- Terapia de exposição: A exposição gradual ao ambiente e aos procedimentos dentários pode ajudar a dessensibilizar os pacientes dos seus medos.

- Técnicas de relaxamento: Técnicas como a respiração profunda, o relaxamento muscular progressivo e as imagens guiadas podem ajudar a reduzir a ansiedade durante as consultas dentárias.

- Medicina dentária com sedação: Para casos graves, a medicina dentária com sedação pode ser utilizada para ajudar os pacientes a relaxar durante os procedimentos.

- Criar confiança e comunicação: Estabelecer uma relação de confiança com o dentista e assegurar uma comunicação aberta e empática pode aliviar significativamente as reacções fóbicas.

Dados demográficos e perfis psicológicos dos doentes

Crianças e adolescentes

As crianças e os adolescentes são particularmente susceptíveis à ansiedade dentária devido à sua exposição limitada aos cuidados dentários e ao potencial medo do desconhecido. Os dentistas pediátricos utilizam frequentemente uma comunicação amigável para as crianças, técnicas de distração e reforço positivo para criar um ambiente confortável e não ameaçador.

Adultos

Os pacientes adultos podem ter diferentes níveis de ansiedade dentária com base nas suas experiências passadas e perfis psicológicos individuais. É essencial que os dentistas avaliem os níveis de ansiedade de cada paciente e adaptem a sua abordagem em conformidade. Os adultos podem beneficiar de explicações pormenorizadas, empatia e envolvimento na tomada de decisões relativamente ao seu tratamento.

Doentes idosos

Os pacientes idosos podem enfrentar desafios psicológicos únicos relacionados com os cuidados dentários. O declínio cognitivo, as limitações físicas e um historial de experiências dentárias negativas podem contribuir para o aumento da ansiedade. Os dentistas devem ser pacientes, fornecer uma comunicação clara e assegurar uma abordagem suave quando tratam pacientes idosos.

Pacientes com necessidades especiais

Os pacientes com necessidades especiais, incluindo aqueles com deficiências físicas, cognitivas ou emocionais, requerem frequentemente abordagens especializadas aos cuidados dentários. Compreender os seus desafios psicológicos e físicos específicos é crucial para proporcionar um tratamento eficaz e compassivo. Podem ser necessárias técnicas como a modificação comportamental, a dessensibilização e a utilização de equipamento de adaptação.

Factores culturais e socioeconómicos

Os factores culturais e socioeconómicos também podem influenciar as respostas psicológicas dos pacientes aos cuidados dentários. As crenças e práticas culturais relativas à saúde oral, bem como as barreiras socioeconómicas ao acesso aos cuidados dentários, podem ter impacto nas atitudes e comportamentos dos pacientes. Os dentistas devem ser sensíveis às questões culturais e considerar estes factores quando prestam cuidados.

Diferenças de género

A investigação demonstrou que as mulheres são mais susceptíveis de referir ansiedade dentária do que os homens. Compreender estas diferenças de género pode ajudar os dentistas a adotar estratégias de comunicação e intervenção adequadas para lidar eficazmente com a ansiedade.

Perfis psicológicos

Os perfis psicológicos dos pacientes, incluindo os seus traços de personalidade, estilos de lidar com a situação e historial de saúde mental, desempenham um papel significativo nas suas experiências dentárias. Por exemplo, os indivíduos com níveis elevados de neuroticismo podem ser mais propensos à ansiedade, ao passo que os indivíduos com estilos de lidar com a ansiedade podem lidar melhor com as consultas dentárias. A realização de avaliações psicológicas exaustivas e a utilização de intervenções adaptadas podem melhorar os cuidados prestados aos pacientes.

Em resumo, a experiência psicológica dos pacientes dentários é complexa e multifacetada. Os medos e ansiedades comuns, a compreensão da fobia dentária e a consideração dos dados demográficos e dos perfis psicológicos dos doentes são componentes essenciais da prestação de cuidados dentários eficazes e compassivos. Ao abordar estes aspectos psicológicos, os dentistas podem melhorar as experiências dos doentes, reduzir a ansiedade e promover melhores resultados em termos de saúde oral.

Capítulo 3: A relação dentista-paciente

Construir confiança e relações de confiança

Importância da confiança na medicina dentária

A confiança é a base de qualquer relação eficaz entre dentista e paciente. Os pacientes devem sentir-se seguros de que o seu dentista é conhecedor, competente e tem em mente os seus melhores interesses. A confiança leva a uma melhor cooperação do paciente, à adesão aos planos de tratamento e à satisfação geral com os cuidados dentários.

Estratégias para criar confiança

1. Consistência e fiabilidade: Os pacientes precisam de saber que podem confiar no seu dentista para prestar cuidados consistentes. Isto inclui ser pontual, cumprir as promessas e manter um comportamento profissional.
2. Competência e especialização: Demonstrar competência profissional através de formação contínua, aptidões avançadas e conhecimentos actualizados ajuda a tranquilizar os pacientes quanto à perícia do dentista.

3. Empatia e compaixão: Mostrar uma preocupação genuína com o bem-estar dos doentes, ouvir as suas preocupações e prestar cuidados compassivos ajuda a criar uma forte ligação emocional.

4. Transparência e honestidade: Ser aberto e honesto sobre diagnósticos, opções de tratamento, riscos e custos ajuda os doentes a sentirem-se informados e respeitados. A transparência promove um sentimento de

segurança e confiança.

5. Envolvimento do doente: Envolver os doentes nas suas decisões de tratamento, respeitar as suas preferências e dar-lhes autonomia ajuda a criar respeito e confiança mútuos.

Estratégias de comunicação

Técnicas de comunicação eficazes

1. Escuta ativa: Prestar toda a atenção aos doentes, reconhecer as suas preocupações e responder de forma ponderada mostra que o dentista valoriza a sua opinião. Isto implica manter o contacto visual, acenar com a cabeça e utilizar afirmações verbais como "Compreendo" ou "Fale-me mais sobre isso".

2. Explicações claras e simples: Evitar o jargão técnico e explicar os procedimentos, os diagnósticos e os planos de tratamento numa linguagem simples e clara garante que os pacientes compreendem a sua situação e as suas opções.

3. Perguntas abertas: Fazer perguntas abertas incentiva os pacientes a partilharem mais sobre as suas experiências e preocupações. Por exemplo, "Pode dizer-me mais sobre como se tem sentido em relação às suas visitas ao dentista?"

4. Comunicação não-verbal: A linguagem corporal, as expressões faciais e o tom de voz desempenham um papel importante na comunicação. Um sorriso caloroso, uma postura descontraída e um tom suave podem ajudar a deixar os doentes à vontade.

5. Empatia e validação: Reconhecer os sentimentos e preocupações dos

doentes sem os julgar ajuda-os a sentirem-se compreendidos e apoiados. Por exemplo, "Vejo que está a sentir-se ansioso com este procedimento e isso é perfeitamente compreensível."

Ultrapassar as barreiras de comunicação

1. Sensibilidade cultural: Estar ciente e respeitar as diferenças culturais nos estilos, crenças e práticas de comunicação pode ajudar a estabelecer relações com diversas populações de doentes.

2. Barreiras linguísticas: A utilização de intérpretes ou serviços de tradução, quando necessário, garante uma comunicação clara com os doentes que falam línguas diferentes.

3. Literacia em saúde: Avaliar os níveis de literacia em saúde dos doentes e ajustar os métodos de comunicação em conformidade ajuda a garantir que estes compreendem plenamente os seus planos de tratamento e instruções.

4. Barreiras emocionais: Abordar os estados emocionais dos doentes, como o medo ou a ansiedade, e dar-lhes garantias e apoio ajuda a facilitar uma melhor comunicação.

Gerir as expectativas dos doentes

Definir expectativas realistas

1. Explicações minuciosas: Fornecer explicações detalhadas sobre o que os pacientes podem esperar antes, durante e após os procedimentos ajuda a definir expectativas realistas e a reduzir a ansiedade.

2. Discussão das opções de tratamento: A apresentação de várias opções de tratamento, juntamente com os seus potenciais resultados, riscos e

benefícios, permite que os doentes tomem decisões informadas.

3. Esclarecer as limitações: Ser franco sobre as limitações de certos tratamentos e sobre o que estes podem realisticamente alcançar evita desilusões e expectativas não correspondidas.

Lidar com conversas difíceis

1. Dar más notícias: Ao transmitir diagnósticos ou resultados de tratamentos desfavoráveis, é importante fazê-lo com sensibilidade e empatia. Fornecer informações claras, oferecer apoio e discutir os próximos passos ajuda os pacientes a processar as notícias.

2. Abordagem de preocupações e queixas: Ouvir e abordar as preocupações ou queixas dos doentes de forma respeitosa e rápida ajuda a resolver problemas e a manter a confiança.

3. Gerir as expectativas financeiras: Discutir claramente os custos dos tratamentos, a cobertura do seguro e as opções de pagamento ajuda a evitar mal-entendidos e stress financeiro.

Melhorar a satisfação dos doentes

1. Cuidados personalizados: A adaptação dos planos de tratamento para satisfazer as necessidades e preferências individuais dos doentes aumenta a satisfação e promove uma sensação de cuidados personalizados.

2. Comunicação de acompanhamento: O facto de contactar os doentes após os procedimentos para saber como se sentem e se têm alguma dúvida demonstra um cuidado e uma preocupação contínuos.

3. Melhoria contínua: Procurar obter feedback dos pacientes e esforçar-se

continuamente por melhorar a qualidade dos cuidados e da comunicação demonstra um compromisso com a excelência.

Em conclusão, a construção de uma forte relação dentista-paciente é essencial para um tratamento dentário eficaz. A confiança e o relacionamento, a comunicação eficaz e a gestão das expectativas do paciente são componentes essenciais para promover experiências e resultados positivos para o paciente. Ao dar prioridade a estes aspectos, os dentistas podem garantir que os seus pacientes se sentem valorizados, compreendidos e confiantes nos seus cuidados.

Capítulo 4: Abordagens psicológicas ao tratamento da dor

A psicologia da perceção da dor

Compreender a perceção da dor

A dor é uma experiência complexa influenciada tanto por factores fisiológicos como psicológicos. Enquanto os aspectos fisiológicos envolvem a ativação dos receptores da dor e a transmissão de sinais de dor para o cérebro, os aspectos psicológicos abrangem a forma como estes sinais são interpretados e sentidos pelo indivíduo. Os factores psicológicos, como a atenção, as emoções e as experiências passadas, desempenham um papel significativo na modulação da perceção da dor.

Factores que influenciam a perceção da dor

1. Atenção e distração: A concentração na dor tende a intensificar a experiência, enquanto a distração pode reduzir a perceção da dor. As actividades que desviam a atenção, como ouvir música ou conversar, podem ser eficazes na gestão da dor.

2. Estado emocional: As emoções afectam significativamente a perceção da dor. A ansiedade, o medo e a depressão podem aumentar a sensação de dor, enquanto as emoções positivas podem diminuí-la. Criar um ambiente calmo e tranquilizador pode ajudar a atenuar a dor.

3. Expectativas e crenças: As expectativas e crenças dos doentes sobre a dor e os resultados do tratamento podem influenciar a sua experiência de dor. As expectativas positivas podem reduzir a perceção da dor, enquanto as expectativas negativas podem exacerbá-la.

4. Experiências passadas: As experiências dolorosas anteriores podem

moldar a perceção atual da dor. Os pacientes que tiveram experiências dentárias traumáticas podem antecipar e sentir mais dor durante as consultas subsequentes.

5. Factores culturais e sociais: As crenças culturais e os contextos sociais também influenciam a perceção da dor. Algumas culturas podem encorajar o estoicismo, enquanto outras podem enfatizar a expressão da dor, afectando a forma como os indivíduos percebem e relatam a dor.

Técnicas não-farmacológicas de tratamento da dor

Técnicas de relaxamento

1. Respiração profunda: Incentivar os doentes a respirar lenta e profundamente pode ajudar a relaxar os músculos e a reduzir a tensão, levando a uma menor perceção da dor.

2. Relaxamento muscular progressivo: Esta técnica envolve a tensão e depois o relaxamento lento de diferentes grupos musculares do corpo, promovendo o relaxamento geral e reduzindo a dor.

3. Imagens guiadas: Orientar os doentes para visualizarem cenas calmantes e agradáveis pode ajudar a distraí-los da dor e a criar uma sensação de relaxamento.

Técnicas de distração

1. Musicoterapia: Ouvir música pode servir como uma distração poderosa, reduzindo a dor e a ansiedade durante os procedimentos dentários.

2. Distração visual: Proporcionar aos doentes estímulos visuais, como ver

vídeos ou imagens, pode desviar a sua atenção da dor.

3. Conversa: Envolver os doentes numa conversa ligeira e cativante pode ajudar a distrair a sua mente do procedimento e reduzir a perceção da dor.

Técnicas comportamentais

1. Dessensibilização sistemática: A exposição gradual aos estímulos temidos, combinada com técnicas de relaxamento, pode ajudar a reduzir a ansiedade e a dor associadas aos procedimentos dentários.

2. Biofeedback: Esta técnica envolve a utilização de dispositivos de monitorização para fornecer aos doentes um feedback em tempo real sobre as funções fisiológicas, como o ritmo cardíaco e a tensão muscular, permitindo-lhes aprender e aplicar estratégias de relaxamento.

3. Reforço positivo: Recompensar os doentes por lidarem com sucesso com a dor e a ansiedade pode reforçar os comportamentos positivos e melhorar a sua experiência geral.

O papel da Terapia Cognitivo-Comportamental (TCC)

Visão geral do CBT

A Terapia Cognitivo-Comportamental (TCC) é uma abordagem psicológica amplamente utilizada que ajuda os indivíduos a identificar e alterar padrões de pensamento e comportamentos negativos. No contexto da gestão da dor, a TCC pode ser altamente eficaz para ajudar os doentes a desenvolver formas mais saudáveis de pensar e reagir à dor.

Aplicação da TCC no tratamento da dor dentária

1. Reestruturação cognitiva: Isto envolve ajudar os pacientes a identificar e

desafiar os pensamentos negativos relacionados com a dor e os procedimentos dentários. Ao reformular estes pensamentos, os doentes podem reduzir a ansiedade e melhorar a sua experiência de dor. Por exemplo, substituindo "Isto vai ser insuportável" por "Eu consigo lidar com isto, e vai acabar em breve".

2. Treino de competências de sobrevivência: Ensinar aos doentes competências práticas para lidar com a dor, como a respiração profunda, o relaxamento muscular progressivo e a conversa interna positiva, pode permitir-lhes gerir a dor de forma mais eficaz.

3. Terapia de exposição: A exposição gradual a ambientes e procedimentos dentários, combinada com técnicas de relaxamento, pode ajudar a dessensibilizar os pacientes para os seus medos e reduzir a perceção da dor.

4. Atenção plena e aceitação: Incentivar os doentes a adotar uma abordagem de atenção plena, concentrando-se no momento presente sem julgamento, pode ajudá-los a aceitar e a gerir a dor de forma mais eficaz.

Benefícios do CBT no tratamento da dor dentária

1. Reduz a ansiedade e o medo: Ao abordar os padrões de pensamento negativos e ao ensinar competências para lidar com a situação, a TCC pode reduzir significativamente a ansiedade e o medo associados aos procedimentos dentários.

2. Aumenta a tolerância à dor: Os doentes submetidos a TCC desenvolvem frequentemente uma maior tolerância à dor, uma vez que aprendem a reinterpretar os sinais de dor e a utilizar estratégias eficazes para lidar com a dor.

3. Melhora a adesão ao tratamento: Reduzir a ansiedade e melhorar o controlo da dor pode levar a uma melhor adesão do paciente aos planos de tratamento dentário, melhorando, em última análise, os resultados da saúde oral.

4. Promove benefícios a longo prazo: As competências e estratégias aprendidas através da TCC podem ser aplicadas para além do contexto dentário, ajudando os pacientes a gerir a dor e a ansiedade em vários aspectos das suas vidas.

Em conclusão, a compreensão dos aspectos psicológicos da perceção da dor e a utilização de técnicas não farmacológicas de gestão da dor e da Terapia Cognitivo-Comportamental (TCC) podem melhorar significativamente as experiências e os resultados dos doentes nos cuidados dentários. Ao integrarem estas abordagens psicológicas, os dentistas podem prestar cuidados abrangentes e compassivos que respondam tanto às necessidades físicas como emocionais dos seus pacientes.

Capítulo 5: Intervenções comportamentais em medicina dentária

Técnicas para reduzir a ansiedade dentária

Compreender a ansiedade dentária

A ansiedade dentária é um problema comum que pode impedir os doentes de procurarem os cuidados dentários necessários. Varia de um ligeiro desconforto a uma fobia grave e pode afetar significativamente a saúde oral e o bem-estar geral do paciente. Abordar a ansiedade dentária através de intervenções comportamentais é crucial para melhorar as experiências e os resultados dos pacientes.

Técnicas para reduzir a ansiedade dentária

1. Comunicação pré-tratamento:

   - A prestação de informações pormenorizadas sobre os procedimentos pode desmistificar o processo e reduzir o medo.

   - A utilização de recursos visuais, modelos ou vídeos para explicar os tratamentos pode ajudar os doentes a compreender o que esperar.

2. Técnica Tell-Show-Do:

   - Dizer aos doentes o que vai acontecer, mostrar-lhes os instrumentos e explicar a sua utilização, e depois prosseguir com o procedimento, pode criar confiança e reduzir a ansiedade.

3. Exposição gradual:

   - Expor gradualmente os pacientes ao ambiente e aos procedimentos dentários de uma forma controlada pode ajudar a dessensibilizá-los dos seus medos. Começando com menos tratamentos invasivos e progredir lentamente para tratamentos mais complexos pode ajudar os doentes a ganhar tolerância.

4. Reforço positivo:

- Recompensar os doentes por comportamentos positivos, como manter a calma ou concluir um procedimento, pode reforçar as boas experiências e reduzir a ansiedade ao longo do tempo. As recompensas podem ser tão simples como elogios verbais, autocolantes ou pequenas fichas.

5. Reestruturação cognitiva:

- Ajudar os pacientes a identificar e desafiar os pensamentos negativos sobre as visitas ao dentista e substituí-los por pensamentos positivos e realistas pode reduzir a ansiedade. Por exemplo, substituir "Isto vai ser doloroso" por "O dentista vai certificar-se de que estou confortável".

Utilização de técnicas de hipnose e de relaxamento

Hipnose em medicina dentária

A hipnose é um estado de atenção concentrada e de sugestionabilidade aumentada, frequentemente utilizado para gerir a dor e a ansiedade em ambientes dentários. Pode ajudar os pacientes a relaxar, a reduzir a sua perceção da dor e a ultrapassar os medos dentários.

Técnicas de hipnose

1. Indução:

- O processo de guiar um paciente para um estado hipnótico utilizando técnicas como a respiração profunda, o relaxamento progressivo ou a visualização.

2. Aprofundamento:

- Técnicas para aprofundar o estado hipnótico, como a contagem decrescente ou imaginar a descida de uma escada, para aumentar o relaxamento e a concentração.

3. Sugestão:

- Fornecer sugestões positivas durante a hipnose, tais como sentir-se calmo, confiante e confortável, para ajudar os pacientes a gerir a sua ansiedade e dor.

4. Sugestões pós-hipnóticas:

- Dar sugestões que continuarão a ter efeito após a sessão, como sentir-se relaxado em futuras visitas ao dentista.

Técnicas de relaxamento

1. Respiração profunda:

- Ensinar os doentes a respirar lenta e profundamente para ativar a resposta de relaxamento do corpo e reduzir o stress.

2. Relaxamento muscular progressivo:

- Orientar os doentes para tensionar e depois relaxar lentamente diferentes grupos musculares, o que pode reduzir a tensão física e promover o relaxamento.

3. Imagens guiadas:

- Conduzir os doentes através de visualizações de cenas calmantes e pacíficas para os distrair da ansiedade e do desconforto.

4. Meditação Mindfulness:

- Incentivar os doentes a concentrarem-se no momento presente e na sua respiração, o que pode ajudar a reduzir a ansiedade e a promover uma sensação de calma.

Estratégias de modificação do comportamento

Compreender a modificação do comportamento

A modificação do comportamento envolve a alteração de comportamentos desadaptativos através da aplicação de princípios de aprendizagem como o reforço, a punição e a extinção. Em medicina dentária, a modificação do comportamento pode ajudar os pacientes a adotar hábitos de higiene oral mais saudáveis e a reduzir a ansiedade.

Técnicas de Modificação do Comportamento

1. Reforço positivo:

- Fornecer recompensas ou feedback positivo para comportamentos desejados, como manter uma boa higiene oral ou permanecer calmo durante as visitas ao dentista, para incentivar a repetição desses comportamentos.

2. Modelação:

- Demonstração de comportamentos desejados para os pacientes observarem e imitarem. Por exemplo, um dentista ou higienista dentário pode demonstrar técnicas de escovagem corretas.

3. Dessensibilização:

- Expor gradualmente os doentes a estímulos ou situações temidas, começando pelo menos provocador de ansiedade e aumentando gradualmente o nível de exposição, para reduzir as respostas de medo ao longo do tempo.

4. Gestão de contingências:

- Implementar um sistema de recompensas e consequências para incentivar os comportamentos desejados. Por exemplo, os pais podem recompensar as crianças por irem às consultas dentárias sem problemas.

5. Economia de fichas:

- Utilizar um sistema em que os doentes ganham fichas por comportamentos positivos, que podem ser trocadas por prémios. Esta técnica é particularmente eficaz com as crianças.

Aplicação em contextos dentários

1. Educação para a higiene oral:

- Educar os doentes sobre a importância da higiene oral e demonstrar as técnicas pode ajudar a melhorar a adesão. A utilização de recursos visuais e de demonstrações práticas pode reforçar a aprendizagem.

2. Marcação de consultas:

- A marcação de consultas em alturas em que os doentes têm menos probabilidades de estar ansiosos, como de manhã, quando estão bem descansados, pode reduzir o stress.

3. Modificações ambientais:

- Criar um ambiente dentário calmo e acolhedor com cores suaves,

aromas agradáveis e música relaxante pode ajudar a reduzir a ansiedade do
paciente.

4. Envolvimento dos pais:

- O envolvimento dos pais nos cuidados dentários das crianças,
incluindo a utilização de estratégias de modificação do comportamento em
casa, pode ajudar a reforçar comportamentos positivos e a reduzir a
ansiedade.

Em conclusão, as intervenções comportamentais são essenciais para reduzir
a ansiedade dentária, gerir a dor e promover comportamentos positivos nos
pacientes dentários. Técnicas como a hipnose, métodos de relaxamento e
estratégias de modificação do comportamento podem melhorar
significativamente as experiências e os resultados dos pacientes,
contribuindo para uma melhor saúde oral e bem-estar geral. Ao integrar
estas abordagens, os dentistas podem prestar cuidados abrangentes e
compassivos, adaptados às necessidades psicológicas dos seus pacientes.

Capítulo 6: Populações especiais em psicologia dentária

Crianças e adolescentes

Caraterísticas psicológicas

As crianças e os adolescentes apresentam frequentemente níveis elevados de ansiedade e medo relacionados com as consultas dentárias devido a factores como o medo do desconhecido, experiências negativas anteriores ou simplesmente a natureza intimidante do ambiente dentário. As suas fases de desenvolvimento cognitivo e emocional também influenciam as suas reacções aos cuidados dentários.

Técnicas para gerir a ansiedade em crianças e adolescentes

1. Técnica "dizer, mostrar e fazer": Este método envolve explicar o que vai acontecer (contar), demonstrar o procedimento num modelo ou no dedo da criança (mostrar) e, em seguida, executar o procedimento (fazer). Esta abordagem ajuda a desmistificar os procedimentos dentários e a criar confiança.

2. Reforço positivo: A utilização de recompensas como autocolantes, pequenos brinquedos ou elogios verbais pode incentivar o comportamento cooperante. O reforço positivo ajuda a criar uma associação mais positiva com as visitas ao dentista.

3. Técnicas de distração: Envolver as crianças com brinquedos, vídeos ou música durante os procedimentos pode desviar a sua atenção dos estímulos que provocam ansiedade.

4. Envolvimento dos pais: Permitir que os pais estejam presentes durante os procedimentos dentários pode proporcionar conforto aos pacientes

jovens. No entanto, nalguns casos, o facto de os pais se afastarem pode ser mais benéfico se a criança apresentar um melhor comportamento na sua ausência.

5. Modelagem comportamental: Demonstrar comportamentos positivos através de dramatizações ou mostrar vídeos de outras crianças a serem submetidas a procedimentos dentários com calma pode ajudar a reduzir o medo e a ansiedade.

Estratégias de comunicação

1. Linguagem adequada à idade: A utilização de uma linguagem simples e não ameaçadora, adequada ao nível de desenvolvimento da criança, ajuda a garantir a compreensão e reduz o medo.

2. Incentivo e apoio: Proporcionar encorajamento e tranquilidade constantes durante a visita ao dentista pode ajudar as crianças a sentirem-se mais seguras.

3. Criar uma relação: Estabelecer uma relação amigável com a criança através de conversas e brincadeiras antes de iniciar qualquer procedimento ajuda a criar confiança e conforto.

Pacientes geriátricos

Caraterísticas psicológicas

Os pacientes geriátricos enfrentam frequentemente desafios psicológicos únicos, como o declínio cognitivo, as limitações físicas e uma maior prevalência de ansiedade dentária devido a experiências negativas anteriores ou a preocupações gerais com a saúde.

Técnicas para gerir a ansiedade em doentes geriátricos

1. Comunicação clara e lenta: Falar claramente e a um ritmo mais lento garante que os doentes idosos compreendem a informação que lhes está a ser fornecida. É essencial repetir os pontos-chave e verificar a compreensão.

2. Empatia e paciência: Mostrar empatia e paciência ajuda a criar confiança e a reduzir a ansiedade. Compreender as suas preocupações e dedicar algum tempo a resolvê-las pode fazer uma diferença significativa.

3. Medidas de conforto: Proporcionar conforto físico através de assentos de apoio, permitir pausas durante os procedimentos e assegurar uma temperatura ambiente confortável pode melhorar a experiência geral.

4. Envolvimento dos prestadores de cuidados: A inclusão dos membros da família ou dos prestadores de cuidados nas discussões e no planeamento do tratamento pode proporcionar um apoio adicional e tranquilizar os doentes idosos.

Estratégias de comunicação

1. Explicações simplificadas: A decomposição de procedimentos complexos em passos simples e a utilização de recursos visuais podem ajudar os doentes geriátricos a compreender melhor os seus planos de tratamento.

2. Tranquilização e encorajamento: Oferecer garantias e encorajamento

durante a visita ao dentista pode ajudar a aliviar a ansiedade e a criar confiança.

3. Respeito e Dignidade: Tratar os doentes idosos com respeito e manter a sua dignidade é crucial para o seu bem-estar psicológico.

Pacientes com necessidades especiais

Caraterísticas psicológicas

Os doentes com necessidades especiais, incluindo os que têm deficiências físicas, cognitivas ou emocionais, requerem abordagens adaptadas aos cuidados dentários. As suas reacções psicológicas às consultas dentárias podem variar muito em função das suas condições específicas.

Técnicas para gerir a ansiedade em pacientes com necessidades especiais

1. Planos de cuidados individualizados: O desenvolvimento de planos de cuidados personalizados que tenham em conta as necessidades, preferências e capacidades específicas do doente garante cuidados mais eficazes e compassivos.

2. Dessensibilização: A exposição gradual ao ambiente e aos procedimentos dentários pode ajudar a reduzir o medo e a ansiedade. Esta abordagem pode envolver várias visitas curtas para aclimatar o paciente.

3. Utilização de sedação: Em alguns casos, a medicina dentária com sedação pode ser necessária para garantir o conforto e a cooperação do paciente durante os procedimentos.

4. Técnicas comportamentais: A aplicação de técnicas de modificação comportamental, como o reforço positivo, a modelação e as rotinas

estruturadas, pode ajudar a gerir a ansiedade e incentivar o comportamento cooperativo.

Estratégias de comunicação

1. Instruções simples e claras: É essencial utilizar instruções simples e claras e verificar a compreensão, especialmente no caso de doentes com deficiências cognitivas.

2. Auxílios visuais e tácteis: A incorporação de ajudas visuais e de estímulos tácteis pode melhorar a comunicação e a compreensão dos doentes com problemas de processamento sensorial.

3. Envolvimento dos prestadores de cuidados: A colaboração com os prestadores de cuidados para compreender as necessidades e preferências do doente e estratégias de comunicação eficazes garante um ambiente mais favorável.

Criar um ambiente de apoio

1. Adaptações e acomodações: A realização de adaptações físicas e processuais, tais como o acesso a cadeiras de rodas, ambientes favoráveis aos sentidos e equipamento especializado, garante que o consultório dentário é acolhedor e acomoda-se aos pacientes com necessidades especiais.

2. Formação e educação: Assegurar que o pessoal dentário tem formação para trabalhar com pacientes com necessidades especiais e está ciente das melhores práticas para gerir os seus cuidados é crucial para fornecer um tratamento de alta qualidade e empático.

3. Consistência e rotina: Manter a consistência nos cuidados e na rotina

pode ajudar os pacientes com necessidades especiais a sentirem-se mais seguros e menos ansiosos. A marcação de consultas à mesma hora e com a mesma equipa dentária pode contribuir para uma experiência mais previsível e confortável.

Em conclusão, a compreensão das necessidades psicológicas únicas de populações especiais, tais como crianças e adolescentes, pacientes geriátricos e pacientes com necessidades especiais, é crucial para a prestação de cuidados dentários eficazes. Ao empregar técnicas adaptadas para gerir a ansiedade, utilizar estratégias de comunicação adequadas e criar um ambiente de apoio, os dentistas podem garantir que estes doentes recebem os cuidados compassivos e competentes que merecem.

Capítulo 7: O impacto da saúde dentária na saúde mental

A interligação entre a saúde oral e o bem-estar geral

Compreender a ligação

A saúde oral não é um aspeto isolado da saúde geral; está profundamente interligada com o bem-estar geral. Uma saúde oral deficiente pode levar a problemas de saúde sistémicos, que, por sua vez, podem afetar a saúde mental. Por outro lado, as perturbações da saúde mental podem ter um impacto negativo nos comportamentos e resultados da saúde oral, criando uma relação bidirecional.

Implicações para a saúde física

1. Saúde cardiovascular: A investigação demonstrou uma correlação entre a doença periodontal e as doenças cardiovasculares, como as doenças cardíacas e os acidentes vasculares cerebrais. A inflamação crónica causada pela doença das gengivas pode contribuir para o desenvolvimento destas condições sistémicas.

2. Diabetes: Uma saúde oral deficiente, em particular a doença das gengivas, pode complicar o controlo da diabetes, ao mesmo tempo que a diabetes pode agravar os problemas de saúde oral. Esta relação bidirecional sublinha a importância de manter uma boa higiene oral para a saúde geral.

3. Saúde respiratória: Os problemas de saúde oral, especialmente sob a forma de infecções bacterianas, podem levar a infecções respiratórias e complicações como a pneumonia, particularmente em populações vulneráveis como os idosos.

Implicações para a saúde mental

1. Autoestima e interação social: Os problemas de saúde oral, como a falta de dentes, mau hálito e cáries visíveis, podem afetar significativamente a autoestima e as interações sociais. Isto pode levar à ansiedade social, ao isolamento e a uma diminuição da qualidade de vida.

2. Dor crónica: Doenças como a disfunção da articulação temporomandibular (ATM) e cáries dentárias graves podem causar dor crónica, levando a perturbações do sono, depressão e ansiedade.

3. Alimentação e nutrição: Os problemas dentários podem afetar a capacidade de uma pessoa comer confortavelmente, levando a uma má nutrição e a problemas de saúde física e mental associados.

Consequências psicológicas das doenças dentárias

Impacto emocional e psicológico

1. Ansiedade e Fobia: A ansiedade e a fobia dentárias são comuns, resultando frequentemente de experiências negativas passadas, do medo da dor ou de sentimentos de impotência. Esta ansiedade pode dissuadir os indivíduos de procurar cuidados dentários regulares, agravando os problemas de saúde oral.

2. Depressão: A dor crónica e o estigma social associados a uma saúde oral deficiente podem contribuir para o desenvolvimento ou agravamento da depressão.
A depressão pode diminuir ainda mais a motivação para manter a higiene oral, criando um ciclo vicioso.

3. Imagem corporal e auto-confiança: Os problemas dentários podem afetar gravemente a imagem corporal e a autoconfiança de uma pessoa. Isto

é particularmente verdade para condições visíveis como a falta de dentes ou cáries visíveis, que podem levar ao embaraço e ao afastamento social.

Consequências sociais e comportamentais

1. Isolamento social: Os indivíduos com uma saúde oral deficiente podem evitar interações sociais devido ao embaraço ou desconforto, levando ao isolamento social e à solidão.

2. Redução das oportunidades profissionais: A aparência dentária pode influenciar as oportunidades profissionais. Uma saúde oral deficiente pode ter impacto na empregabilidade e nas interações profissionais, afectando ainda mais a saúde mental e a estabilidade económica de um indivíduo.

Estratégias para cuidados holísticos dos doentes

Integração da saúde mental e dos cuidados dentários

1. Modelos de cuidados em colaboração: O estabelecimento de modelos de cuidados colaborativos em que os profissionais de medicina dentária trabalham em estreita colaboração com os profissionais de saúde mental pode ajudar a abordar os aspectos interligados da saúde oral e mental. Esta abordagem holística garante que os pacientes recebem cuidados abrangentes adaptados às suas necessidades.

2. Rastreio de problemas de saúde mental: A incorporação de exames de saúde mental nas consultas dentárias de rotina pode ajudar a identificar pacientes que possam estar a debater-se com ansiedade, depressão ou outras condições de saúde mental. A deteção precoce e o encaminhamento para serviços de saúde mental podem melhorar os resultados gerais de saúde.

Melhorar a comunicação com os doentes

1. Educação do paciente: Educar os pacientes sobre a ligação entre a saúde oral e o bem-estar geral pode capacitá-los para tomarem medidas proactivas na manutenção da sua saúde. Fornecer informações sobre a importância da higiene oral e o seu impacto na saúde física e mental pode motivar os pacientes a dar prioridade aos seus cuidados dentários.

2. Comunicação empática: A utilização de técnicas de comunicação empática para abordar os medos e as preocupações dos pacientes pode melhorar os seus níveis de conforto e a sua vontade de procurar cuidados dentários regulares. Criar um ambiente de apoio e sem juízos de valor encoraja uma comunicação aberta e a confiança.

Intervenções práticas

1. Técnicas de gestão do stress: Ensinar aos pacientes técnicas de gestão do stress, como a respiração profunda, a atenção plena e exercícios de relaxamento, pode ajudar a reduzir a ansiedade dentária e melhorar o seu bem-estar mental geral.

2. Intervenções comportamentais: A implementação de intervenções comportamentais, como a terapia cognitivo-comportamental (TCC), pode ajudar os pacientes a gerir a ansiedade dentária e a desenvolver hábitos de higiene oral mais saudáveis. Estas intervenções podem ser particularmente eficazes para pacientes com fobia dentária ou para aqueles que lutam com a motivação devido à depressão.

3. Aconselhamento nutricional: A prestação de aconselhamento nutricional como parte dos cuidados dentários pode ajudar os pacientes a compreender

a importância de uma dieta equilibrada para a saúde oral e geral. Uma nutrição adequada apoia dentes e gengivas saudáveis e pode também ter um impacto positivo na saúde mental.

Abordagens comunitárias e políticas

1. Iniciativas de saúde pública: A promoção de iniciativas de saúde pública que realçam a ligação entre a saúde oral e o bem-estar geral pode aumentar a consciencialização e encorajar os cuidados preventivos. Os programas comunitários que fornecem acesso a cuidados dentários e educação podem melhorar os resultados de saúde para populações carenciadas.

2. Defesa e mudança de políticas: Defender políticas que integrem os serviços dentários e de saúde mental nos sistemas de cuidados de saúde pode melhorar o acesso a cuidados abrangentes. As alterações políticas que apoiam a inclusão dos cuidados dentários nos planos de seguro e nos programas de saúde pública podem reduzir as barreiras aos cuidados e melhorar a saúde em geral.

Em conclusão, a interligação entre a saúde dentária e a saúde mental é profunda, influenciando o bem-estar geral de uma pessoa. Abordar esta relação através de cuidados holísticos ao paciente, incluindo rastreios de saúde mental, educação do paciente e modelos de cuidados colaborativos, pode melhorar significativamente os resultados de saúde. Ao reconhecer e abordar as consequências psicológicas das condições dentárias e ao implementar estratégias para cuidados abrangentes, os profissionais de medicina dentária podem desempenhar um papel crucial na promoção da saúde oral e mental.

Capítulo 8: Considerações éticas e legais em psicologia dentária

Na psicologia odontológica, as considerações éticas e legais são fundamentais para garantir a confiança, a segurança e o bem-estar do paciente. Este capítulo aborda os aspectos críticos da confidencialidade e dos direitos do paciente, o tratamento ético de pacientes ansiosos e as questões legais em intervenções comportamentais.

Confidencialidade e direitos dos doentes

Confidencialidade

A confidencialidade é uma pedra angular da relação paciente-dentista. Envolve a proteção das informações pessoais de saúde (PHI) e a garantia de que estas não são divulgadas sem o consentimento do paciente. Os dentistas devem aderir a regulamentos como o Health Insurance Portability and Accountability Act (HIPAA) nos Estados Unidos, que define diretrizes rigorosas para o tratamento de PHI.

Os princípios fundamentais da confidencialidade incluem:

- Respeito pela privacidade: Os dentistas devem respeitar a privacidade dos pacientes, protegendo os registos médicos e limitando o acesso apenas a pessoal autorizado.

- Consentimento informado: Os doentes devem ser informados sobre a forma como as suas informações serão utilizadas e devem consentir na sua utilização e divulgação.

- Segurança dos dados: Implementação de medidas de segurança robustas para proteger os registos de saúde electrónicos contra o acesso não autorizado ou violações.

Direitos dos doentes

Os doentes têm direitos fundamentais que devem ser respeitados para manter a confiança e garantir cuidados éticos. Estes direitos incluem:

- Direito à informação: Os doentes têm o direito de ser informados sobre o seu diagnóstico, opções de tratamento e potenciais riscos e benefícios.

- Direito à autonomia: Os doentes devem ter a possibilidade de tomar decisões sobre os seus cuidados, incluindo o direito de recusar um tratamento.

- Direito à dignidade e ao respeito: Todos os doentes devem ser tratados com dignidade, respeito e sem discriminação.

- Direito de acesso aos registos médicos: Os doentes podem aceder aos seus registos de saúde e solicitar alterações se forem detectadas incorrecções.

Tratamento ético de pacientes ansiosos

Compreender a ansiedade dentária

A ansiedade dentária é um problema comum que pode afetar significativamente a vontade de um paciente em procurar cuidados. O tratamento ético de pacientes ansiosos envolve a compreensão dos seus medos, a prestação de cuidados compassivos e a utilização de estratégias para aliviar a ansiedade.

Princípios éticos fundamentais

- Beneficência: Atuar no melhor interesse do doente, proporcionando tratamentos que o beneficiem, minimizando o desconforto e a ansiedade.

- Não maleficência: Evitar danos, não submetendo os doentes a procedimentos desnecessários ou dolorosos, especialmente quando estão ansiosos.

- Justiça: Assegurar que todos os doentes, independentemente dos seus níveis de ansiedade, têm igual acesso a cuidados de saúde de elevada qualidade.

Estratégias para um tratamento ético

- Comunicação eficaz: A criação de uma relação de empatia através de uma comunicação clara e empática pode ajudar a aliviar os receios dos doentes. Explique os procedimentos de uma forma que seja fácil de entender e tranquilize os pacientes sobre o que esperar.

- Técnicas comportamentais: Técnicas como a terapia cognitivo-comportamental (TCC), exercícios de relaxamento e dessensibilização podem ser eficazes na redução da ansiedade dentária.

- Opções de sedação: Oferecer opções como o óxido nitroso ou a sedação oral de uma forma segura e controlada pode ajudar os pacientes ansiosos a submeterem-se aos procedimentos necessários sem stress excessivo.

Questões legais em intervenções comportamentais

Consentimento informado

O consentimento informado é um requisito legal para qualquer intervenção dentária, incluindo tratamentos comportamentais. Implica fornecer aos pacientes informações completas sobre a intervenção proposta, os seus potenciais benefícios, riscos e alternativas, e garantir que concordam voluntariamente em prosseguir.

Documentação

A documentação exacta e completa é essencial na prática dentária. Podem surgir problemas legais se as interações com os pacientes, os planos de tratamento e os formulários de consentimento não forem devidamente documentados. A documentação deve incluir:

- Registos detalhados do tratamento: Manter registos precisos de todos os procedimentos, comunicações e respostas dos doentes.

- Formulários de consentimento: Formulários de consentimento assinados para todos os tratamentos, especialmente os que envolvem intervenções comportamentais ou sedação.

Âmbito da prática

Os dentistas devem atuar dentro do âmbito da sua prática profissional. A administração de intervenções comportamentais ou a utilização de técnicas que vão para além da sua formação e experiência pode ter repercussões legais. A colaboração com profissionais de saúde mental licenciados, quando necessário, garante que os pacientes recebem cuidados adequados.

Responsabilidade profissional

Os dentistas devem estar cientes do potencial de responsabilidade profissional em casos de negligência ou má prática. Isto inclui:

- Falha no diagnóstico ou no tratamento: Não detetar sinais de sofrimento psicológico ou não tratar adequadamente a ansiedade dentária pode dar origem a uma ação judicial.

- Utilização incorrecta de sedativos: A administração de sedativos sem formação adequada ou supervisão pode resultar em consequências legais graves.

Conclusão

As considerações éticas e legais em psicologia dentária são essenciais para a prestação de cuidados seguros, eficazes e compassivos. Ao respeitar a confidencialidade e os direitos dos pacientes, ao tratar os pacientes ansiosos de forma ética e ao navegar pelas questões legais com diligência, os profissionais de medicina dentária podem promover a confiança e garantir o bem-estar dos seus pacientes. Estes princípios não só protegem os pacientes, como também melhoram a reputação e a credibilidade dos profissionais de medicina dentária.

Capítulo 9: Direcções futuras da psicologia dentária

Avanços na investigação

A psicologia dentária é um campo em evolução que se adapta continuamente às necessidades dos pacientes e às inovações no âmbito da medicina dentária. Os avanços na investigação abriram caminho para uma compreensão mais profunda dos aspectos psicológicos dos cuidados dentários e do seu impacto na saúde oral geral.

1. Percepções neuropsicológicas: Estudos recentes exploraram as ligações entre a ansiedade dentária e os factores neurobiológicos. Compreender como o cérebro processa o medo e a dor relacionados com os procedimentos dentários pode ajudar a desenvolver intervenções direcionadas para reduzir a ansiedade dentária.

2. Intervenções comportamentais: A investigação continua a melhorar as técnicas comportamentais destinadas a melhorar a cooperação do doente e a reduzir a ansiedade. A terapia cognitivo-comportamental (TCC) e outras abordagens terapêuticas têm-se mostrado promissoras na gestão da fobia dentária e na melhoria das experiências dos pacientes.

3. Modelos de cuidados centrados no paciente: Os avanços na investigação realçaram a importância dos cuidados centrados no doente, salientando a necessidade de planos de tratamento personalizados que tenham em conta os estados psicológicos e emocionais dos doentes. Esta abordagem tem demonstrado melhorar a satisfação do paciente e os resultados do tratamento.

Tendências emergentes nos cuidados aos doentes

As tendências emergentes nos cuidados aos doentes reflectem um reconhecimento crescente da importância de abordar os factores psicológicos no tratamento dentário. Estas tendências têm como objetivo criar uma abordagem mais holística e empática aos cuidados dentários.

1. Equipas de cuidados integrados: A integração de profissionais de medicina dentária com psicólogos e outros especialistas em saúde mental está a tornar-se mais comum. Esta abordagem colaborativa assegura que os pacientes recebem cuidados abrangentes que respondem tanto às suas necessidades dentárias como psicológicas.

2. Técnicas de comunicação melhoradas: A comunicação eficaz entre dentistas e pacientes é crucial para aliviar a ansiedade e criar confiança. Os programas de formação que se centram na melhoria das competências de comunicação entre os profissionais de medicina dentária estão a ganhar força.

3. Programas de Saúde Mental Preventiva: Atualmente, os cuidados preventivos incluem não só a saúde física, mas também o bem-estar mental. Os consultórios dentários oferecem cada vez mais programas e recursos para ajudar os pacientes a gerir o stress e a ansiedade relacionados com as consultas dentárias.

O papel da tecnologia

Os avanços tecnológicos estão a revolucionar o campo da psicologia dentária, oferecendo novas ferramentas e métodos para melhorar os cuidados e os resultados dos pacientes.

1. Realidade Virtual (RV) e Realidade Aumentada (RA): A RV e a RA

estão a ser utilizadas para criar ambientes imersivos que podem distrair e relaxar os pacientes durante os procedimentos dentários. Estas tecnologias têm-se mostrado promissoras na redução da ansiedade e da perceção da dor.

2. Serviços de telessaúde: O aumento da telessaúde estendeu-se aos cuidados dentários, permitindo consultas e acompanhamentos à distância. Isto é particularmente benéfico para os pacientes com elevada ansiedade dentária, uma vez que podem receber apoio psicológico sem o stress de uma visita física.

3. Biofeedback e dispositivos vestíveis: A tecnologia vestível que monitoriza as respostas fisiológicas, como a frequência cardíaca e os níveis de stress, pode fornecer feedback em tempo real tanto aos doentes como aos profissionais. Estes dados podem ser utilizados para adaptar as intervenções e melhorar o conforto do doente durante os procedimentos dentários.

4. Inteligência Artificial (IA) e Aprendizagem Automática: A IA e a aprendizagem automática estão a ser utilizadas para prever os níveis de ansiedade dos pacientes e recomendar intervenções personalizadas. Estas tecnologias também podem ajudar na deteção precoce da fobia dentária, permitindo uma gestão proactiva.

Conclusão

O futuro da psicologia dentária reside na integração contínua dos princípios psicológicos na prática dentária, apoiada pelos avanços na investigação e na tecnologia. Ao adotar as tendências emergentes e ao tirar partido das inovações tecnológicas, os profissionais de medicina dentária podem melhorar os cuidados prestados aos doentes, reduzir a ansiedade e melhorar os resultados globais do tratamento. À medida que o campo evolui, uma abordagem holística que considere os aspectos físicos e psicológicos da saúde dentária tornar-se-á cada vez mais importante, garantindo que os pacientes recebem os cuidados abrangentes de que necessitam.

Capítulo 10: Conclusão

Neste capítulo final, resumiremos os pontos-chave abordados ao longo deste livro, exploraremos o futuro da psicologia dentária e forneceremos recursos para leitura adicional para aprofundar a sua compreensão deste campo vital.

Resumo dos pontos principais

Ao longo dos capítulos anteriores, aprofundámos vários aspectos da psicologia dentária, destacando a sua importância na melhoria dos cuidados e resultados dos pacientes. Aqui estão as principais conclusões:

1. Introdução à Psicologia Dentária

    - Compreender o papel da psicologia na prática dentária.

    - O impacto dos factores psicológicos na saúde oral e nos resultados dos tratamentos.

2. O impacto psicológico da saúde oral

    - Explorar a relação bidirecional entre a saúde oral e o bem-estar psicológico.

    - Abordar condições como a ansiedade dentária e os seus efeitos nos pacientes.

3. Teorias e modelos comportamentais na prática dentária

    - Aplicação de teorias comportamentais para compreender e modificar o comportamento dos pacientes.

    - Utilizar modelos como o Modelo de Crenças na Saúde e o Modelo Transteórico para promover a saúde oral.

4. Avaliação e diagnóstico dos factores psicológicos

- Técnicas de avaliação de factores psicológicos em pacientes dentários.

- A importância de um historial completo do paciente e de avaliações psicológicas.

5. Intervenções para a ansiedade e a fobia dentárias

- Estratégias para gerir a ansiedade e a fobia dentárias, incluindo a terapia cognitivo-comportamental (TCC) e opções de sedação.

- O papel da comunicação e da educação do doente no alívio do medo.

6. Melhorar a comunicação e o relacionamento com o paciente

- Técnicas de comunicação eficazes para criar confiança e relações com os pacientes.

- A importância da empatia, da escuta ativa e dos cuidados centrados no doente.

7. Promoção de comportamentos de saúde oral

- Estratégias para incentivar comportamentos positivos em matéria de saúde oral e a adesão aos planos de tratamento.

- O papel da entrevista motivacional e do reforço comportamental.

8. Considerações éticas e jurídicas em psicologia dentária

- Manter a confidencialidade e respeitar os direitos dos pacientes.

- O tratamento ético de pacientes ansiosos e a navegação por questões legais em intervenções comportamentais.

9. Integração dos cuidados dentários e psicológicos

- As vantagens de uma abordagem multidisciplinar dos cuidados aos doentes.

- Colaboração com profissionais de saúde mental para proporcionar um tratamento holístico.

O futuro da psicologia dentária

O campo da psicologia dentária está em constante evolução, impulsionado pelos avanços na investigação, tecnologia e prática clínica. Aqui estão algumas das principais tendências e direcções futuras:

1. Inovações tecnológicas

- Integração de ferramentas digitais e de tele-saúde para melhorar os cuidados dos doentes e o acesso ao apoio psicológico.

- Utilização da realidade virtual (RV) e da realidade aumentada (RA) na gestão da ansiedade dentária e na melhoria das experiências dos pacientes.

2. Cuidados personalizados

- Ênfase crescente em planos de tratamento personalizados, adaptados aos perfis e necessidades psicológicas individuais.

- Utilização da investigação genética e de biomarcadores para prever e gerir as respostas psicológicas aos tratamentos dentários.

3. Colaboração interdisciplinar

- Maior colaboração entre os profissionais de medicina dentária e os profissionais de saúde mental para prestar cuidados completos.

- Desenvolvimento de modelos de cuidados integrados que abordem tanto a saúde oral como a saúde psicológica.

4. Educação e formação

- Melhoria dos programas de ensino e formação para os profissionais de medicina dentária, a fim de desenvolver competências em matéria de avaliação e intervenção psicológica.

- Investigação contínua e divulgação das melhores práticas em psicologia dentária.

5. Iniciativas de saúde pública

- Expansão das iniciativas de saúde pública para aumentar a sensibilização para a importância dos factores psicológicos na saúde oral.

- Implementação de programas baseados na comunidade para lidar com a ansiedade dentária e promover cuidados preventivos.

Recursos para leitura adicional

Para aprofundar os seus conhecimentos sobre psicologia dentária, considere explorar os seguintes recursos:

1. Livros

- "Ansiedade e fobia dentárias: tratamento e gestão eficazes" de Michael A. Wieder

- "Behavioral Dentistry" editado por David I. Mostofsky e Farida Fortune

- "The Fearful Dental Patient: A Guide to Understanding and Managing" de Arthur A. Weiner

2. Revistas

- Jornal de Investigação Dentária

- Medicina Dentária Comunitária e Epidemiologia Oral

- Revista Internacional de Medicina Comportamental

3. Organizações e sítios Web

- American Psychological Association (APA) - www.apa.org

- Associação Internacional de Investigação Dentária (IADR) - www.iadr.org

- Instituto Nacional de Investigação Dentária e Craniofacial (NIDCR) - www.nidcr. nih. gov

4. Cursos e workshops online

- O Coursera e o edX oferecem vários cursos sobre saúde comportamental e psicologia.

- Programas de formação contínua de associações e universidades de medicina dentária.

Conclusão

A psicologia dentária é uma parte integrante da prática dentária moderna, oferecendo conhecimentos e estratégias valiosos para melhorar os cuidados e os resultados dos pacientes. Ao compreender os aspectos psicológicos da saúde oral, os profissionais de medicina dentária podem proporcionar um tratamento mais compassivo, eficaz e holístico. À medida que este campo continua a progredir, manter-se informado e adotar novos desenvolvimentos será crucial para proporcionar o mais elevado padrão de cuidados aos pacientes.

REFERÊNCIAS

1. Kent GG, Blinkhorn AS. A psicologia do atendimento odontológico: manuais odontológicos. butterworth-heinemann; 2013 Out 22.

2. Oliveira MA, Bendo CB, Ferreira MC, Paiva SM, Vale MP, Serra-Negra JM. Associação entre experiências odontológicas na infância e medo odontológico entre graduandos de odontologia, psicologia e matemática no Brasil. Revista Internacional de Pesquisa Ambiental e Saúde Pública. 2012 Dec;9(12):4676-87.

3. Storjord HP, Teodorsen MM, Bergdahl J, Wynn R, Johnsen JA. Ansiedade dentária: uma comparação entre estudantes de medicina dentária, biologia e psicologia. Journal of multidisciplinary healthcare. 2014 Sep 23:413-8.

4. Talarico G, Morgante E. Psicologia da estética dentária: a criação dentária e a harmonia do todo. Jornal Europeu de Dentisteria Estética. 2006 Dez 1;1(4).

5. Ayer WA. Psychology and dentistry: mental health aspects of patient care. Psychology Press; 2005.

6. Surbhi P. Teledentistry & COVID 19 in Tele-Era. Saudi J Oral Dent Res. 2021;6(4):157-9.

7. SAHAR N, TANGADE P, SINGH V, PRIYADARSHI S, ROY D. Doença do Coronavírus 2019 (COVID-19): Desafios futuros e recomendações para ambientes dentários.

8. Priyadarshi S, Tangade P, Sahar N, Srivastava R. Os Dermatoglifos: Decifrar as doenças dentárias. Jornal Universitário de Ciências Dentárias. 2022;8(1).

9. Priyadarshi S, Siddique A. Dentistry & COVID-19: Divulgar factos e não mitos.

1 0.Siddique A, Priyadarshi S. Stem cells: O futuro da regeneração

periodontal. Stechnolock J Dent. 2021;1:1 -8.

11. Priyadarshi S, Tangade P, Sahar N, Roy D, Dalai S. Tobacco: a menace imending 'Tobacco kills, don't be duped. Jornal Internacional de Ciências Dentárias Aplicadas. 2021;7(2):445-7.

12. Dalai S, Tangade P, Singh V, Jain A, Priyadarshi S, Yadav J. Assessment and Comparison of Periodontal Status and Its Impact on Oral Health- Related Quality of Life among Urban and Rural Adults of Uttar Pradesh: A Cross-Sectional Study. Jornal de Odontologia de Cuidados Primários e Saúde Oral. 2022 Sep 1;3(3):75-81.

1 3. Sahar N, Tangade P, Jain A, Priyadarshi S, Hasan M, Ahsan I, Roy D. Association between obesity and periodontal disease among 35-44 years old patients visiting Teerthanker Mahaveer Dental College and Research Centre, Moradabad: A cross sectional study. Jornal de Medicina Familiar e Cuidados Primários. 2023 Jan 1;12(1):21-6.

1 4. Roy D, Tangade P, Sahar N, Priyadarshi S, Hasan M. QUALIDADE DE VIDA RELACIONADA COM A SAÚDE ORAL EM PACIENTES DIABÉTICOS DO TIPO II BEM CONTROLADOS E NÃO CONTROLADOS ATENDIDOS NO HOSPITAL MÉDICO DE TMU, CIDADE DE MORADABAD

1 5. Sahar N, Roy D, Priyadarshi S, Tangade P, Singh V Terapia de substituição da nicotina: A blessing in disguise.

16. Priyadarshi S, Tangade P, Singh V, Jain A, Khan NS, Yadav J. SCHOOL ORAL HEALTH PROGRAMMES: A REVIEW ARTICLE.

17. Agarwal N, Priyadarshi S, Jaggi P, Srivastava R. Robotics in dentistry: Rumo à era do tecno-verso.

18. ROY D, SAHAR N, TANGADE P, PRIYADARSHI S, HASAN M. Uma visão geral da gestão da abordagem do cancro com considerações médicas e dentárias.

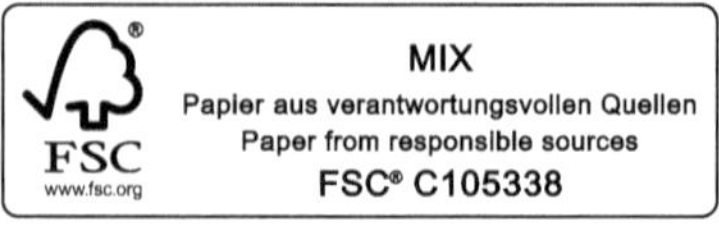

Printed by Books on Demand GmbH, Norderstedt / Germany